ENTENTE CORDIALE MÉDICALE ANGLO-FRANCAISE

LES

MALADIES DITES FAMILIALES

Sénescence physiologique prématurée localisée à certains systèmes organiques

CONFÉRENCE

FAITE AU COLLÈGE ROYAL DES MÉDECINS DE LONDRES

LE 22 JUIN 1908

Par M. F. RAYMOND

Membre de l'Académie de médecine
Professeur de clinique des maladies nerveuses à la Faculté de médecine de Paris
Médecin de l'hospice de la Salpêtrière.

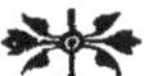

PARIS

IMPRIMERIE TYPOGRAPHIQUE R. TANCRÈDE
15, rue de Verneuil, 15

1908

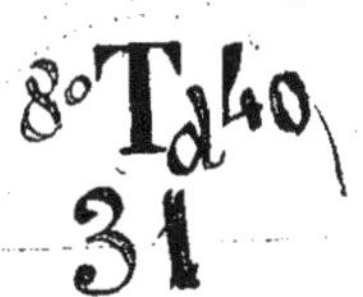

ENTENTE CORDIALE MÉDICALE ANGLO-FRANCAISE

LES

MALADIES DITES FAMILIALES

Sénescence physiologique prématurée localisée à certains systèmes organiques

CONFÉRENCE

FAITE AU COLLÈGE ROYAL DES MÉDECINS DE LONDRES

LE 22 JUIN 1908

Par M. F. RAYMOND

Membre de l'Académie de médecine
Professeur de clinique des maladies nerveuses à la Faculté de médecine de Paris
Médecin de l'hospice de la Salpêtrière.

PARIS

IMPRIMERIE TYPOGRAPHIQUE R. TANCRÈDE
15, rue de Verneuil, 15

1908

LES MALADIES DITES FAMILIALES

Sénescence physiologique prématurée localisée à certains systèmes organiques

---

Monsieur le Président,

Messieurs et chers Confrères

Le 18 février dernier, au nom de l'Université de Londres, Sir Dyce Duckwort, Président de la Section anglaise de l'Entente cordiale médicale, a fait, en excellent français, dans le grand amphithéâtre de la Faculté de médecine de l'Université de Paris, une conférence remarquable sur *Les diathèses* et le *Facteur personnel dans les maladies.*

Nul n'était mieux qualifié que l'éminent professeur de clinique médicale à Saint-Bartholomew's Hospital, Fellow du Collège Royal des médecins de Londres, pour exposer les doctrines traditionnelles que les grands cliniciens du passé ont édifiées pièce à pièce, d'après la patiente observation des malades. Et cela était d'autant plus nécessaire que beaucoup de médecins, en face des merveilleuses découvertes de la bactériologie, de la physiologie, de l'histologie normale et pathologique, etc., ont pensé, et pensent encore, qu'il ne reste pour ainsi dire rien des enseignements du passé. A les entendre, nous n'aurions vécu, jusqu'à ces découvertes, que sur des mots, sur des conventions, sur des systèmes écroulés les uns après les autres. Il appartenait à l'auteur de travaux classiques sur la goutte (maladie diathésique par excellence) de remettre les choses au point, de montrer que, dans chaque maladie, le facteur *personnel* a une valeur prépondérante, et qu'à côté de la semence il faut tenir un très grand compte du terrain dans lequel elle doit germer. C'est l'évidence même, et le grand sens clinique de votre éminent compatriote l'a mis en parfaite lumière. Aussi a-t-il obtenu parmi nous un très grand et très légitime succès.

Aujourd'hui, c'est le Président de la Section française de l'Entente cordiale médicale qui a l'honneur de prendre la parole devant vous. C'est aussi, pourrais-je dire, l'Université de Paris qui, avec infiniment de plaisir, rend sa visite à sa sœur l'Université de Londres. Je ne saurais trop vous remercier du chaleureux accueil que vous lui faites en ma personne.

Je m'excuse tout d'abord de vous parler en français, mais ma connaissance de votre langue est beaucoup trop imparfaite pour que j'ose me risquer à faire ma conférence en anglais.

Vous seriez certainement surpris si je ne choisissais pas mon sujet dans la spécialité qui a toujours eu mes prédilections; mais, dans ce champ immense de la neuropathologie, il m'a semblé que j'aurais chance de vous intéresser davantage en vous exposant une question générale que tous les médecins, spécialisés ou non, doivent bien connaître, car elle domine de haut — du moins à mon point de vue — toutes les autres questions. Je veux parler *des maladies dites familiales du système nerveux et de l'hérédité dans ces maladies*.

Ces maladies familiales sont fort intéressantes. En effet, il s'agit d'affections très spéciales, formant un groupe nosologique aussi important par ses caractères particuliers que par le développement considérable qu'il prend et qu'il mérite de prendre en pathologie. Qu'on envisage leur anatomie ou leur physiologie pathologique, leur symptomatologie ou leur évolution, elles se présentent avec une physionomie si personnelle qu'on ne saurait les confondre avec aucune autre maladie. Ni traumatisme, ni infection, ni intoxication, ni diathèse ne président à leur naissance. Du début à la fin, leur marche est fatale, d'une fatalité qui rappelle vraiment le *fatum* des anciens. Il suffit, en effet, d'être né des mêmes parents, et d'avoir l'âge en quelque sorte prédestiné, pour devenir la victime de ces maladies; elles ne représentent pas, comme tant d'autres, une lutte de l'organisme contre un agent morbide quelconque (et qui dit lutte dit victoire possible); elles résultent de la constitution originelle de certains faisceaux nerveux, de certaines cellules nerveuses. Aussi les a-t-on appelées quelquefois « maladies d'évolution ». En réalité, le nom même de « maladie » n'est pas très exact, car, en fait, il s'agit de *types organiques originellement anormaux*.

C'est à dessein que je dis « maladies familiales » et non « maladies héréditaires ». Les maladies héréditaires englobent beaucoup trop d'affections, d'autant que l'hérédité pathologique se confond avec l'hérédité normale, et qu'elle est présente chez tous les malades — j'allais dire chez tous les sujets. Nous connaissons tous son influence énorme sur le développement des maladies du système nerveux. Mais cette hérédité a pour caractère d'être éminemment dissemblable. En outre, on trouve toujours à côté d'elle une cause étiologique occasionnelle déterminante. Les maladies familiales, au contraire, sont créées exclusivement par les parents, par les ascendants, et elles se développent en dehors de l'influence de tout agent extérieur.

Cliniquement, on peut facilement se rendre compte que cette influence d'un agent extérieur n'existe pas, lorsqu'on voit plusieurs frères et sœurs, ayant vécu dans des conditions extrêmement dissemblables, subir, à un même âge, une maladie absolument semblable, ayant pour caractéristiques fondamentales la progressivité, l'inéluctabilité, et un complexus anatomo-pathologique indépendant de toutes réactions de défense ou d'inflammation.

Ces maladies sont-elles toujours familiales, dans le sens strict du mot, c'est-à-dire se reproduisent-elles toujours chez plusieurs membres d'une même famille? Nullement. On les rencontre assez souvent sous forme de cas isolés, aberrants. Aussi est-ce leur symptomatologie propre qui permet de les reconnaître.

Une autre remarque générale, qu'il ne faut pas négliger de faire à propos de ces maladies, c'est que les divers types cliniques qui les constituent ne se retrouvent pas identiques dans toutes les observations. Il semble que chaque famille fasse la même maladie familiale suivant un plan particulier, comme si le fait de se développer ici ou là imprimait un cachet spécial à chaque forme morbide. C'est pourquoi le dénombrement des maladies familiales du système nerveux est difficile. Chaque année, pour ainsi dire, en voit éclore de nouvelles, parce qu'on prend trop souvent pour une maladie spéciale ce qui n'est qu'un mode particulier d'une maladie déjà classée.

***

Dans cet ordre d'idées rien n'est plus instructif que la façon dont se sont constitués quelques types morbides, familiaux ou non.

Voyons, par exemple, ce qui s'est passé pour l' « *atrophie musculaire progressive* ». Lorsqu'elle fut édifiée, pour la première fois, comme espèce nosologique distincte, par Duchenne de Boulogne, il y a plus d'un demi-siècle, ce génial observateur engloba sous ce nom toute une série d'affections qui n'avaient de commun entre elles que la fonte lente et progressive des muscles striés. Un premier travail se fit, qui sépara de la maladie primitive d'autres unités en différant par la présence de contractures, ou de parésies, ou de troubles de sensibilité, ou d'exagération des réflexes, etc. Parallèlement à ce travail, un autre se poursuivit qui conduisit les auteurs à décrire une série de variétés d'atrophies musculaires essentiellement caractérisées par ce fait qu'en général elles débutent dans le jeune âge et qu'elles se montrent, d'ordinaire, chez plusieurs membres d'une même famille. Grâce à ces disjonctions successives, on put croire, à un moment donné, à la disparition totale du type de Duchenne. En fait, il existe bien réellement, mais il est relativement rare. C'est une variété d' « atrophie musculaire progressive », la variété « myélopathique », maladie individuelle, essentiellement caractérisée par la disparition lente et progressive des grandes cellules des cornes antérieures de la moelle.

A cette variété on opposa le type « myopathique », maladie familiale essentiellement caractérisée par une lésion uniquement musculaire, sans intervention apparente du système nerveux. Les types de myopathies devinrent même bientôt extrêmement nombreux, parce que, au début de leur étude, on s'occupa surtout de leurs caractères différentiels apparents sans rechercher le lien essentiel qui les réunissait.

Plus tard, d'autres types morbides d' « atrophie musculaire progressive » furent décrits; ceux-là différaient tout à fait des deux types classiques — myélopathique et myopathique — par leur anatomie pathologique, puisque, en plus des lésions des grandes cellules trophо-motrices des cornes antérieures, on trouvait des lésions des cordons postérieurs de la moelle, comme dans le tabes, et même — type Déjerine et Sottas — des lésions des nerfs périphériques. Et pourtant ces types étaient familiaux tout comme ceux relevant de la « myopathie ».Il ne fallait donc plus songer à opposer,dans un parallèle savant, la myélopathie à la myopathie et considérer ces deux variétés d'atrophie musculaire progressive comme deux espèces nosologiques distinctes. C'est ainsi que je fus conduit,dans mes leçons,à proclamer à nouveau l'unité de l'atrophie musculaire progressive. Aujourd'hui,Messieurs,cette unité est devenue une réalité incontestable grâce à la variété d'atrophie musculaire progressive familiale décrite par Werdnig et Hoffmann, variété qui fusionne, d'une façon indiscutable, les deux grandes espèces d'atrophie musculaire progressive. Ainsi que je l'ai soutenu, il n'existe donc pas de ligne de démarcation infranchissable entre les diverses modalités cliniques d'atrophie musculaire progressive; cette maladie est *une*, et elle est essentiellement un produit de l'état de dégénérescence de certains systèmes organiques de l'appareil neuro-musculaire.

Il y a plus : la *myélopathie* se présente presque toujours à l'observateur comme une maladie individuelle ; nosologiquement, elle n'en a pas moins la même valeur, la même signification que les autres variétés nettement familiales. Il en est de même pour la « sclérose latérale amyotrophique », la maladie de Charcot, dont la myélopathie peut être considérée comme un fragment. La preuve définitive du bien-fondé de cette opinion, que je soutiens depuis nombre d'années, résulte du fait rapporté par le professeur Rovighi, de Bologne, au Congrès international de Lisbonne, puisqu'il s'est agi, dans cette observation, d'une mère et de sa fille ayant toutes deux succombé à l'évolution d'une sclérose latérale amyotrophique vérifiée histologiquement.

On peut, je crois, aller encore plus loin dans cette voie. Si l'on considère l'ensemble des travaux publiés en Allemagne, en Angleterre, aux Etats-Unis, en France, sur la « myasthénie », la « myotonie », la « myatonie, » on arrive forcément à cette conclusion, formulée nettement dès 1906 par deux auteurs français, MM. Klippel et Villaret, qu'il existe des relations évidentes, des rapports certains, que nous ne faisons qu'entrevoir, entre ces divers syndromes morbides, comme l'on en trouve entre eux et la myopathie. En fait, toutes ces affections paraissent résulter d'un trouble du *développement originel* du neurone spino-musculaire, trouble entretenu et peut-être exagéré par une nutrition défectueuse dérivant elle-même d'un vice de fonctionnement de certaines glandes à sécrétions internes.

* * *

Voilà donc une série de syndromes bien classés, les uns franchement familiaux, les autres que l'on peut affirmer tels en raison de leurs analogies cliniques avec les premiers, qui se fondent les uns dans les autres pour constituer un groupe unique, le groupe de l' « atrophie musculaire progressive ». Semblable démonstration pourrait être faite pour d'autres variétés de maladies familiales, en particulier pour le groupe des « ataxies héréditaires ». Dans mes leçons sur la maladie de Friedreich, j'ai démontré l'existence de formes hybrides d'ataxie héréditaire, et ces formes se sont tellement multipliées depuis, que le type pur, le premier décrit, est aujourd'hui l'exception plutôt que la règle. En fait, il n'y a pas de ligne de démarcation entre les deux types extrêmes de l'ataxie familiale : la forme spinale et la forme cérébelleuse. La maladie de Friedreich et l'hérédo-ataxie cérébelleuse de P. Marie, avec les types de transition qui les réunissent, ont, comme trait commun, l'atteinte du système cérébelleux dans ses voies afférentes et efférentes, et j'ai proposé, dans mes leçons de 1905, de les grouper ainsi :

1° Un *type spinal*, où l'abolition des réflexes, la scoliose et le pied-bot, joints au syndrome commun, constitueraient le *type de Friedreich* ;

2° Un *type cérébelleux*, où l'atrophie des nerfs optiques, les vertiges, les troubles intellectuels, joints encore au syndrome commun, constitueraient le *syndrome de Marie;*

3° Un *type bulbaire*, où prédominent les vomissements, la dyspnée, l'arythmie cardiaque ;

4° Un *type bulbo-protubérantiel*, qui peut être caractérisé par des troubles auditifs;

5° Un *type généralisé*, comme dans le cas de Menzel.

En fait, autant de types différents, mais tous rattachés les uns aux autres par le *syndrome cérébelleux commun*.

Et ce même lien commun se retrouve dans les types, intermédiaires à l'ataxie familiale et à la paraplégie spasmodique de Strumpell, qui ont été décrits par Pauly et Nonne, Lorrain, comme aussi dans les cas récents, publiés dans la thèse de Mlle Pesker, et où le syndrome cérébelleux s'associe à la fois à des signes accusés de déchéance intellectuelle et à une paralysie spastique, état qui correspond, anatomiquement, à une hypoplasie très accusée, sans sclérose, de tout l'axe cérébro-médullaire. Quoi qu'il en soit, dans tous ces cas la maladie est le produit direct de l'hérédité et il y a lieu de tenir grand compte de ce facteur au point de vue d'une saine classification nosologique.

***

Mais les maladies familiales peuvent être envisagées à un point de vue plus large, vraiment général. Je dis bien : *général*, car il ne faut pas croire que cette question soit du seul domaine du système nerveux.

Je me garderai de faire une digression trop longue dans le domaine de la pathologie médicale tout entière. Laissez-moi cependant vous rappeler les belles études qui ont été poursuivies, ces dernières années, sur les maladies familiales du système digestif (mérycisme, vomissements périodiques), du foie et des voies biliaires (telle la cholémie familiale, si bien décrite par Gilbert et Lereboullet), du rein (travaux de Charrin et Delamarre, Castaigne et Rathery), du système circulatoire, de la peau, des organes des sens, du sang (hémophilie surtout), des os (achondroplasie, dysostose cléido-cranienne), etc., etc.

Aussi importe-t-il, avant tout, de reconnaître exactement le caractère « familial » d'une maladie, quelle que soit cette maladie, quelle que soit sa localisation. Par là je veux dire qu'il ne faut pas, sous ce nom de maladies familiales, englober sans distinction toutes les affections congénitales ou héréditaires. C'est ainsi que l'on doit éliminer du cadre des maladies familiales les affections où l'hérédité se manifeste par la transmission d'une infection, comme la syphilis ou la tuberculose. Plusieurs enfants nés d'un père syphilitique peuvent être atteints d'accidents de syphilis héréditaire sans qu'il s'agisse le moins du monde de ce que nous entendons par maladie familiale. Mais si ces enfants présentent des tares dystrophiques, le diagnostic « familial » ou « pas familial » est plus délicat. Et ce que je dis de la syphilis s'applique aussi bien à la tuberculose, au diabète, à la goutte, aux empoisonnements d'origine extrinsèque, comme le saturnisme et l'alcoolisme.

Où le diagnostic « familial » est vraiment difficile, c'est quand l'hérédité crée, dans une famille, un lieu d'appel, ou de moindre résistance, qui se trouve être le même pour tous ses membres. C'est, justement, dans ce sens que Gilbert et Lereboullet ont compris la « familialité » dans la cholémie. Il y aurait, chez la catégorie de malades envisagés par ces auteurs, une facilité spéciale à l'infection, d'où résulterait, à la première occasion favorable, la lésion des voies biliaires.

Je ne méconnais pas les rapports assez étroits qui existent entre ce mécanisme et celui des affections familiales telles que je les comprends ; il y a lieu, cependant, de faire remarquer que, dans les affections étudiées par MM. Gilbert et Lereboullet, la maladie n'est pas fatale; en outre, elle ne se développe pas au même âge chez tous les membres de la même famille ; enfin, elle dépend nécessairement, en quelque sorte, de l'action d'un agent extérieur, microbe, toxique ou toxine. Or, tous ces caractères diffèrent essentiellement de ceux que j'assigne aux maladies proprement « familiales ».

En effet, je retiens exclusivement, sous ce nom, des maladies qui atteignent, sans changer de forme, plusieurs enfants d'une même génération; qui apparaissent à des périodes de la vie à peu près les mêmes chez tous ceux qu'elles frappent dans une même famille ; qui, enfin, se développent sans l'intervention d'aucun agent morbide, extrinsèque ou intrinsèque.

Mais, de ces trois caractères fondamentaux, les deux premiers peuvent manquer, puisqu'il y a des cas isolés, aberrants. Et ces cas aberrants sont d'autant plus difficiles à dépister que la particularité la plus remarquable des maladies familiales est une grande variabilité de leur symptomatologie. On ne peut s'attendre à retrouver partout le même type; chaque famille fait à sa façon sa maladie « familiale. » Même les mieux classées de ces maladies — telle la maladie de Friedreich — ne se présentent pas toujours sous les mêmes traits cliniques. *L'absence de toute cause efficiente connue* reste donc, par suite, le caractère principal de la maladie familiale.

Néanmoins, l'anatomie pathologique, la symptomatologie et l'évolution sont assez spéciales pour caractériser les maladies familiales *nerveuses*, les seules dont nous nous occupons ici.

L'*anatomie pathologique* se caractérise non pas par la localisation de la dégénérescence à telle ou telle combinaison de fibres, à tel ou tel groupement de cellules, mais par sa systématisation stricte à un ou plusieurs appareils. On ne trouve pas de productions inflammatoires nodulaires ou en traînées s'étendant à des tissus différents d'une même région. Macroscopiquement, on note seulement la disparition de certaines parties connues physiologiquement pour former un ensemble fonctionnel. Microscopiquement, on ne rencontre que des processus d'atrophie simple des éléments nobles, avec hypertrophie du tissu interstitiel. Cette hypertrophie, dans certains cas, est limitée au tissu de remplacement; d'autres fois, comme dans la myopathie pseudo-hypertrophique ou dans la névrite interstitielle de Déjerine et Sottas, elle prend un développement exagéré; mais, dans tous les cas, on note un caractère négatif important : l'absence de réaction inflammatoire. L'organisme atteint n'a pas à repousser un assaut venu de l'extérieur ou des profondeurs mêmes de son être. Il n'y a nulle trace de lutte, partant,nulle réaction de défense. Il s'agit tout simplement de la disparition d'un système de cellules ou de fibres qui, peu à peu, se dissolvent, pour ainsi dire sans laisser de trace.Des proliférations conjonctives viennent bien prendre la place qu'occupait tel ou tel système cellulaire, mais c'est uniquement pour combler le vide.

Comme vous le voyez, ces constatations nous éloignent singulièrement de la conception moderne des maladies, conception émouvante comme un drame de bataille, avec ses corps à corps multipliés, où défenseurs et assaillants se précipitent les uns sur les autres, s'écrasant et se détruisant avec fracas. Elles nous éloignent aussi de la lutte plus sourde, mais non moins âpre, où seuls les poisons, les toxines viennent ronger nos cellules et modifier nos humeurs. Rien de comparable non plus aux lésions traumatiques dues à l'envahissement d'une tumeur, d'une hémorragie, ou aux destructions massives de l'ischémie, qu'elle soit due à l'embolie ou à la sténose artérielle.

La *symptomatologie* des maladies familiales nerveuses dérive tout entière des fonctions physiologiques des faisceaux ou des cellules qui sont frappés de mort et disparaissent petit à petit. Tout le système neuro-musculaire peut être pris en un quelconque de ses points. Il est juste de rappeler que si les lésions sont en apparence bien limitées, les troubles fonctionnels ne montrent pas moins que le système neuro-musculaire a été touché dans toute son étendue. Le syndrome mental — si souvent concomitant — en est la preuve. Par contre, les sphincters restent le plus souvent respectés, du moins jusqu'aux derniers jours de la maladie.

Mais c'est l'*évolution*, la *marche* des maladies familiales qu'il importe surtout de mettre en évidence.

Leur début est lent et insidieux, si bien qu'on ne saurait dire exactement à quel moment elles ont commencé. Leur marche est toujours progressive. Jamais de rétrocession; jamais de symptôme qui s'efface et disparaisse du moment qu'il s'est montré. Parfois l'évolution se précipite sous l'influence de certaines causes, presque toujours d'ordre toxi-infectieux; mais la règle est la progression insensible et continue, sans à-coup, sans poussées, et d'une lenteur extrême, jusqu'à la disparition du système atteint. Aussi, comme je l'ai déjà fait remarquer, l'expression « maladie » est-elle impropre pour caractériser ces états morbides familiaux. Ils ne correspondent pas à quelque chose de surajouté, autrement dit à une maladie, mais bien à un développement anormal de certains systèmes organiques du sujet atteint. Cela n'implique pas que la terminaison soit toujours mortelle, du fait même de l'évolution morbide. Tel système frappé peut n'être pas indispensable à la vie ; ou bien encore ses fonctions peuvent être suppléées, si bien qu'il faudra une affection intercurrente pour amener la mort. Celle-ci n'est donc pas sous la dépendance directe, immédiate, fatale, de la maladie « familiale » proprement dite.

***

Il nous reste maintenant à nous demander comment les maladies familiales se développent, quelle en est la pathogénie, quelle place elles doivent occuper dans la nosographie.

Ce problème n'a pas seulement un intérêt spéculatif; il a aussi un intérêt pratique.

En insistant précédemment sur la fatalité qui gouverne ces affections, nous n'avons fait aucune réserve, car le malade est frappé dès son origine, dès le premier moment de la réunion du spermatozoïde et de l'ovule dont il provient. Or, il nous est possible de prévenir cette réunion en déconseillant le mariage entre certains individus tarés héréditairement, et nous ne devons jamais oublier que le médecin doit prévenir au moins autant que guérir. Prévenir est, du reste, autrement facile que guérir. Connaître les circonstances qui favorisent ces affections peut donc rendre le meilleur service pratique sous le rapport de la prophylaxie.

La première chose qu'on doit rechercher à ce point de vue, ce sont les caractères étiologiques, tels que nous les donnent les observations détaillées sur lesquelles s'est fondée l'histoire de ces affections. Malheureusement, à l'heure actuelle, nous ne pouvons guère que tracer leur cadre, mais peut-être le problème sera-t-il quelque peu simplifié par les considérations que je vais exposer maintenant et qui, suivant moi, n'ont pas suffisamment préoccupé jusqu'ici les observateurs.

Le développement parfait d'un germe quelconque suppose d'abord, et avant tout, des qualités particulières de ce germe. Pour ce qui concerne l'espèce humaine, le germe résultant de la fusion d'un spermatozoïde et d'une ovule a besoin, pour se développer, que chacun de ces deux éléments ait certaines qualités natives; sans parler d'autres conditions, celles de *milieu* surtout, puisqu'il est impossible de séparer le germe du milieu où il va se développer, et puisque ce développement résulte précisément du conflit de la cellule et du milieu.

Dans les maladies familiales nerveuses dont il s'agit ici, le fait brutal est le suivant. Un système organique, normal en apparence — le système nerveux — naît, se développe, fonctionne, puis décline, meurt et disparaît dans un temps beaucoup plus court que les autres systèmes de l'économie. Et ce n'est pas chose extraordinaire. Tous nos organes ne sont pas destinés à disparaître en même temps. Ainsi, les glandes génitales ont une vie moins longue que le reste de l'économie. Rien de plus normal que de les voir s'atrophier, perdre leur fonction, se scléroser, bien avant la mort de l'individu.

Le mécanisme de cette disparition, isolée, prématurée, d'un système organique quelconque, est assez obscur. Y a-t-il, dans chaque cellule, une certaine dose d'énergie qui s'épuise peu à peu jusqu'à disparaître entièrement? Quel que soit le degré de connaissance où l'énergétique nous ait amenés, il paraît bien qu'il y a là une conception surtout philosophique et bien vague. En tout cas, pour nous, médecins, elle n'explique rien, tant que le mot d'énergie ne représentera pas quelque chose de tangible et de bien défini. S'agit-il, au contraire, d'un empoisonnement de la cellule nerveuse par suite de modifications de son milieu intérieur, par production, par exemple, d'une cytolysine spéciale? Serait-ce, enfin, l'accumulation de substances résiduelles résultant du fonctionnement des cellules qui produirait directement une sorte d'encroûtement fibreux?

Cette dernière hypothèse est assez séduisante, parce qu'elle permet de comprendre pourquoi c'est à peu près au même âge que survient le début des accidents chez les divers malades d'une même famille, c'est-à-dire chez des sujets dont les cellules nerveuses ont les mêmes caractères chimiques et un même milieu. On s'expliquerait alors que la dégénérescence fibreuse se montre au même moment chez les membres d'une même famille, de même que la fermentation des cellules de la levure de bière s'arrête, dans un milieu donné, au bout d'un certain temps, toujours le même pour la même espèce de levure, tandis qu'en changeant le milieu, l'époque de vieillissement de la levure est différente?

Or, nos malades représentent la même graine primitive, le même milieu intérieur maternel et, vraisemblablement, le même milieu intérieur individuel, puisque celui-ci dépend justement du fonctionnement de tous les autres organes.

Comme exemple du caractère familial, de la durée, de la longueur de vie d'un organe ou d'une fonction, rien de plus instructif et de plus net que le résultat d'observations précises que je viens de relever à la Salpêtrière touchant la durée de la vie génitale dans certaines familles. J'ai rencontré douze familles qui ont pu me renseigner exactement sur l'époque de l'apparition et de la disparition des règles, soit chez la mère et la fille, soit chez plusieurs sœurs, soit, à la fois, chez la mère et plusieurs filles. Cette durée de la vie génitale, caractérisée par la menstruation, est très variable, puisque nous l'avons trouvée tantôt de vingt et un ans et tantôt de quarante-deux ans, avec tous les intermédiaires. Eh bien! dans ces douze familles, elle a été exactement de même durée chez la mère et chez les filles, à moins d'un an près.

Mais revenons aux maladies familiales du système nerveux et à leur pathogénie.

La cellule nerveuse participe naturellement des qualités de la cellule-germe primitive, elle-même formée de l'ovule et du spermatozoïde. Or, l'une ou l'autre de ces deux cellules, ou les deux à la fois, auront pu subir une influence modificatrice de leurs qualités normales, simplement parce que le père ou la mère auront été atteints d'un trouble pathologique de leurs tissus ou de leurs humeurs. Et j'insiste sur ce point que, jusqu'au moment même de la conception, ces modifications peuvent avoir une influence certaine. Je veux dire par là qu'il n'est pas besoin d'une affection chronique ayant agi lentement, sur l'organisme paternel par exemple, pour rendre le spermatozoïde anormal. Il suffit de se rappeler l'influence de l'état d'ivresse au moment de la conception pour comprendre ce que je veux dire. Et à côté de l'état d'ivresse, susceptible, d'ailleurs, de se répéter habituellement dans une même famille, on peut supposer l'influence de toute autre intoxication par l'usage d'excitants d'ordres divers, comme la cantharide, pour ne citer que celui-là, ou même l'influence d'excitations d'ordre très différent. C'est ainsi qu'on a voulu voir dans la suggestion le point de départ de modifications dans l'évolution du fœtus. Il pourrait suffire, dit-on, d'une émotion excessive, ou d'un rappel d'émotion, etc., pour troubler la cellule génératrice. Au surplus, sur le terrain médicamenteux, ne suffit-il pas d'évoquer l'influence véritablement magique du traitement mercuriel chez les syphilitiques avant la conception? Voici un homme syphilitique. Son mariage reste stérile, ou bien sa femme ne peut mener à terme aucune de ses grossesses. Nous lui donnons quelques centigrammes de mercure, et la conception a lieu, et l'enfant va naître à terme, et même il se développera normalement. Si, en regard de ce fait, quelque chose a lieu de nous étonner, c'est que dans la vie journalière nous ayons une uniformité assez grande de notre milieu intérieur pour que spermatozoïdes et ovules ne soient pas plus souvent modifiés et éloignés du type normal. Il faut donc bien admettre que les variations de notre milieu intérieur sont minimes; mais, de plus, il faut remarquer que par la fusion des deux cellules germe de sexe opposé, il se fait en général, si l'on peut ainsi parler, une égalisation des tares, si bien que le type moyen de l'espèce se trouve conservé. Là encore, d'ailleurs, la pathologie retrouve ses droits. Il faut, en effet, que les particularités, pathologiques en quelque sorte, des germes constitutifs de l'embryon, soient d'ordre différent pour pouvoir s'atténuer réciproquement. Si elles sont d'ordre synergique, elles vont s'additionner, sinon se multiplier, et l'être nouveau sera pathologique.

Mais quelque grande que soit la valeur de la synergie ou de l'opposition des tares, elle s'efface lorsque la tare d'un seul parent est assez accentuée pour rester dominante; c'est-à-dire qu'un seul parent peut reproduire le même type pathologique avec des conjoints différents. Il faudrait rechercher si, dans un second mariage par exemple, on trouverait les mêmes affections chez les descendants que chez les enfants du premier lit.

Mais ce n'est pas tout. En effet, l'ovule une fois fondue avec le spermatozoïde, l'évolution de l'être futur est loin d'être fixée. Il faut, maintenant, que cette nouvelle cellule, résultat de la fusion des deux cellules primitives, se multiplie, et elle ne peut le faire que dans des conditions de nutrition, de température, de milieu tout à fait spéciales. Que ces conditions diffèrent beaucoup de celles requises, et la cellule mourra sans donner naissance à aucun être. Si elles diffèrent par quelque côté moins important, la cellule donnera bien naissance à un être, mais il sera anormal. Chez l'homme, c'est le milieu maternel qui réalise le milieu de développement de l'ovule; tout ce qui trouble ce milieu maternel va donc retentir sur ce développement. L'importance extrême des conditions de santé de la mère ne saurait donc être assez mise en relief.

Or, justement, l'état de grossesse trouble singulièrement les fonctions organiques; il les trouble plus chez une femme que chez une autre; ou bien il les trouble d'une manière autre chez celle-ci que chez celle-là. Il y a là, vraiment, un sujet d'études importantes à poursuivre du côté de la mère qui a procréé des enfants atteints d'affections familiales.

L'enfant une fois né va subir encore, dans son développement, l'influence du milieu extérieur, surtout de l'alimentation, et nous connaissons tous les singularités extraordinaires, les véritables folies qu'on observe à ce sujet dans certains milieux sociaux. Et ce que je dis pour l'alimentation, on peut le dire pour le couchage, pour l'emmaillottement, pour l'aération, en un mot, pour tout ce qui constitue le milieu extérieur.

Aussi l'enquête étiologique est-elle particulièrement difficile, car elle devrait porter sur la santé des parents, sur les circonstances qui ont pu modifier cette santé jusqu'au moment même de la conception, sur la synergie ou l'opposition des tares, sur les troubles du milieu maternel pendant la grossesse, sur l'hygiène des enfants, etc., etc. Tout cela demande à être fouillé avec un soin tout particulier si on veut être vraiment éclairé.

Et ces causes une fois connues, il faudrait aller plus loin encore. Il faudrait expliquer pourquoi ce sont telles ou telles parties de l'organisme qui sont atteintes de préférence à d'autres; pourquoi ici les muscles, là les cordons postérieurs ou les cordons latéraux, ici le cervelet et là les nerfs périphériques? Et, enfin, il y aurait encore un dernier problème à résoudre : à savoir pourquoi la disparition des cellules arrive à un âge déterminé, à tel âge plutôt qu'à tel autre?

Et pour le système nerveux, quelles qu'aient été les précautions prises par la nature pour mettre les cellules nerveuses à l'abri de tout accident traumatique ou toxique, ces cellules sont pourtant singulièrement fragiles puisqu'elles sont sensibles à une bouffée de chloroforme, à un verre d'alcool, à quelques centigrammes de morphine à quelques milligrammes de strychnine ou d'acide prussique. Quoi nous empêche de penser que l'évolution même de l'individu jette dans sa circulation, à certaines périodes de sa vie, des substances qui seront fortement toxiques pour ses cellules nerveuses, par exemple de ces cytolysines que nous soupçonnons à peine aujourd'hui? Je fais allusion ici aux sécrétions internes les plus puissantes, celles, par exemple, qui sont liées au développement du système génital, et dont l'influence sur tout le reste de l'économie est telle que la puberté, la castration amènent une véritable révolution dans l'organisme. Or, n'est-ce pas souvent au moment de la puberté que se manifestent surtout les maladies familiales du système nerveux?

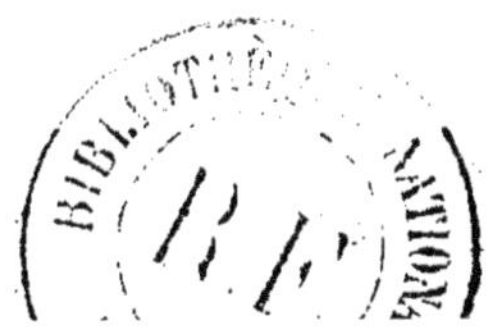

Que ce soit indirectement, par ce mécanisme ou par un autre, ou bien directement, c'est toujours l'hérédité qui domine leur étiologie.

Dans mes leçons de 1894 sur l'hérédité, j'ai montré, qu'en fait, les maladies familiales représentaient de véritables stigmates de dégénérescence dans la race. Sachs, comparant entre elles toutes les maladies familiales nerveuses, et les considérant comme dues à des arrêts de développement des centres, frappant tantôt le cerveau, tantôt la moelle, dans tel ou tel de leurs éléments constituants, a défendu la même opinion.

Voilà pourquoi je pense que le titre à adopter, pour la classification de ces maladies, devrait être celui, très général, de « *sénescence physiologique prématurée de certains systèmes organiques,* » de préférence au terme « Maladies familiales ». En effet, d'une part, on observe assez souvent— je l'ai déjà dit — des cas isolés, uniques, aberrants, de maladies familiales ; d'autre part, il est un certain nombre de ces affections qui ne sont pour ainsi dire jamais familiales, ou qui ne le sont que très rarement. Telles la « myélopathie », la « sclérose latérale amyotrophique », etc.

Il n'y a pas lieu de s'étonner, à mon avis, de rencontrer pour ainsi dire constamment de ces cas isolés. J'ai soutenu l'opinion qu'ils se rapportent, comme les autres, à des états de dégénérescence, mais avec ceci de particulier qu'ils se montrent beaucoup plus tard et sans hérédité apparente. Dans ma pensée, ces diverses névropathies traduisent l'infériorité de certains départements nerveux, une malformation héréditaire, totale ou partielle, de telle ou telle partie de l'axe cérébro-spinal ; et l'on comprend facilement que, dans de pareilles conditions, la toxi-infection ou toute autre cause aient beau jeu pour anéantir des tissus insuffisamment résistants et mal protégés contre les causes ordinaires d'usure et de déchéance.

Ce sont des considérations de cet ordre que votre éminent neurologiste, Gowers, a visées quand il a créé les termes « d'abiotrophy », de « maladies abiotrophiques », et ce sont des idées analogues qu'a émises Edinger en défendant sa théorie de l'usure fonctionnelle.

Duclaux a dit avec raison, de l'hérédité, qu'elle était la

grande force qui gouverne le monde. L'hérédité *morbide*, pour nous, médecins, est le bréviaire que nous devons toujours avoir ouvert sous les yeux, car il nous renseigne avec toute la certitude réalisable sur ce que nous avons à prévoir, en présence d'un cas morbide, relativement à son évolution, à sa terminaison et à ses conséquences possibles pour l'individu considéré ou pour ses descendants.

Ce n'est pas dans la patrie de Darwin, qui a déduit avec tant de sagacité les lois de l'hérédité normale — et celles de l'hérédité morbide ne sont pas différentes — que j'ai besoin d'insister sur ce fait d'observation, que les tares des ascendants directs ou des ancêtres sont transmises, atténuées ou exaltées, à leurs descendants. Mais cette hérédité pathologique n'est pas nécessairement fatale. Par une prophylaxie bien comprise, on peut prévenir ses conséquences. On le pourra d'autant mieux que l'on aura pénétré davantage le mécanisme intime de la « dégénérescence », en particulier ses rapports avec la sécrétion interne des glandes et la nutrition générale.

En attendant que nous soyons arrivés à ces connaissances perfectionnées, il faut bien nous pénétrer, et pénétrer les autres de ce principe, à savoir qu'avant tout il importe, pour éviter les maladies dérivant de l'état de dégénérescence, d'approprier les conjoints, en cherchant dans les unions non la fortune, mais la santé. Les médecins ne doivent pas cesser de répéter et de propager cette vérité. Il faut l'enseigner à tout le monde, aux riches comme aux pauvres, et jamais l'instruction obligatoire ne pourra s'appliquer à un objet plus important.

***

Parvenu au terme de cette longue conférence, laissez-moi, Messieurs, vous remercier de l'intérêt soutenu avec lequel vous m'avez écouté. J'ai cherché à mettre en évidence un facteur particulier de création d'états morbides très spéciaux que j'ai appelé la « Sénescence physiologique prématurée ».

Il ne s'agit plus là de dégénérescence acquise, mais d'une dégénérescence originelle, innée, provenant et partant du germe même de l'individu ; donc, dégénérescence « physiologique » par rapport à cet individu.

Cette « sénescence » physiologique est indépendante de toute cause extérieure. Elle varie, suivant les sujets, pour la date de son apparition. Elle peut être prématurée, c'est-à-dire se manifester à une période de la vie qui ne correspond pas à l'âge habituel du « vieillissement », de la « sénescence » du système organique atteint. Je ne crois pas qu'elle soit limitée au cadre, pourtant vaste, des maladies familiales du système nerveux, ni même à celui des maladies familiales ou héréditaires envisagées dans leur ensemble. J'ai la conviction qu'il y a là un grand processus morbide qui mérite de prendre place à côté des deux processus d'intoxication et d'infection qui dominent de nos jours la pathologie médicale.

Je ne pouvais, Messieurs, aborder ces questions de pathologie nerveuse et de pathologie générale devant un auditoire qui leur fût plus familier. Vous appartenez, en effet, à une nation qui s'est particulièrement illustrée dans l'étude de la médecine générale et des maladies nerveuses en particulier. Ne comptez-vous pas dans le passé les noms illustres de Sydenham, Fothergill, Charles Bell, Brodie, Abercrombie, Parkinson, Todd, Graves, Gull, Waller, Little, Lockhart-Clarke, Sir William Broadbent, mort récemment et qui fut le premier Président de la section anglaise de l'Entente cordiale médicale? Et, dans le présent, ne pouvez-vous, avec juste raison, vous enorgueillir d'une brillante pléiade de neurologistes qui ne me pardonneraient pas de faire ici leur éloge? Je salue en eux, au nom de la science médicale française, les dignes continuateurs d'un passé glorieux.

Le soir de cette conférence, le Collège Royal des médecins de Londres a offert un banquet à M. le professeur Raymond qui, au champagne, a porté le toast suivant :

« Monsieur le Président,

« Messieurs,

« Il y a quelques instants, alors que, groupés autour de votre distingué Président, dans la splendide bibliothèque de votre Collège, vous me faisiez l'honneur d'écouter ma « Lecture », les paroles de votre illutsre Harvey me revenaient à la mémoire. En exprimant le désir de voir se perpétuer la cérémonie annuelle de la « Harveian Oration », le grand physiologiste n'a-t-il point insisté sur cette idée que dans toute association, la concorde est la loi nécessaire du progrès, que par elle les petites choses deviennent grandes, alors que les plus belles entreprises sont tuées par la discorde? « *Concordiâ parvæ res crescunt. Discordiâ magnæ dilabuntur!* »

« La prospérité du vénérable Collège Royal des médecins de Londres est la meilleure preuve que Harvey ne s'est point trompé et que votre union, Messieurs, a su assurer votre force et votre grandeur.

« Et voici qu'aujourd'hui vous recevez, avec votre courtoisie légendaire, un représentant de la Science médicale française. Je veux espérer que, cette fois encore, Harvey aura raison, et que, par la concorde et la fraternelle entente, nous ferons de bonnes choses!

« Quel est donc le but de cette Entente cordiale médicale sous les auspices de laquelle j'ai l'honneur insigne de prendre la parole devant vous aujourd'hui? N'est-ce point de nous connaître, non plus seulement par la plume ou le livre, mais encore et surtout par la fréquentation directe et l'échange de visites aussi rapprochées que possible? Non pas que nous devions chercher à uniformiser nos manières de penser et nos méthodes de travail. A Dieu ne plaise que nous nous ressemblions entièrement! Pour le plus grand bien de la science, il faut de la diversité entre savants. Nous autres, Français, nous admirons en votre génie sa mesure, sa pondération, son jugement droit, exempt de toute rêverie spécultive, et c'est pourquoi vos travaux sont si appréciés chez nous. Mettrai je en regard le génie français? Je n'ose, Messieurs, car j'avoue que j'en pense beaucoup de bien; et je l'aime pour sa mobilité même, sa lumineuse clarté, sa compréhension prompte, son audace, que quelques-uns disent parfois un peu aventureuse. Gardons nos qualités respectives, mais sachons les combiner pour le plus grand bien de la médecine, c'est-à-dire des malades. Ne sommes-nous pas déjà unis par le caractère même de notre profession, de notre sacerdoce, et n'est-ce point le même idéal que nous poursuivons quand nous livrons le bon combat à la maladie et à la mort! Messieurs, entre compagnons d'armes, luttant pour une aussi noble cause, l'Entente cordiale s'imposait et la voici accomplie!

« Messieurs, je garderai de votre magnifique accueil un inoubliable souvenir et je voudrais trouver des paroles suffisantes pour exprimer toute ma fierté, toute ma ioie, qui s'accentuent encore en présence des femmes charmantes qui nous font l'honneur d'apporter ici la grâce de leur sourire après nous avoir réconfortés dans nos chagrins et nos déceptions, parfois même conseillés dans nos labeurs ardus!

« En levant mon verre en votre honneur, Mesdames, je bois à la bonté, au charme, aux qualités du cœur et de l'esprit qui font de la femme anglaise une si parfaite épouse, une mère si admirable.

« En portant votre santé, Messieurs, je bois à la prospérité du Collège Royal des médecins de Londres, qui résume la plus haute expression de la science et de la dignité professionnelle!

« Encore une fois, Messieurs, recevez le chaleureux merci du Président français de l'Entente cordiale médicale. »

Paris. — Imp. R. Tancrède, 15, r. de Verneuil.

www.ingramcontent.com/pod-product-compliance
Ingram Content Group UK Ltd.
Pitfield, Milton Keynes, MK11 3LW, UK
UKHW020550230726
13925UKWH00006B/2512